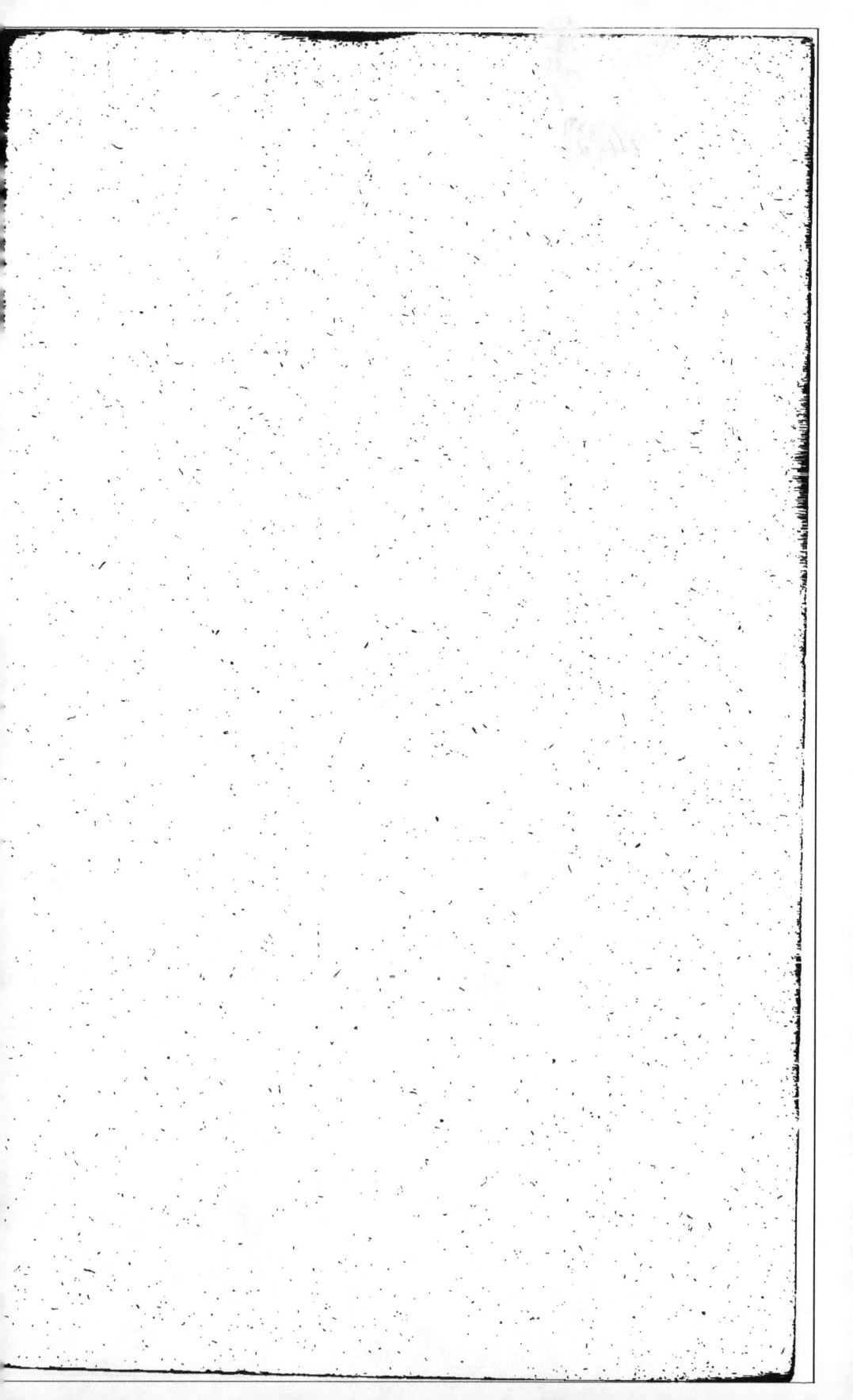

OBSERVATION

D'ECTROGÉNIE ASSYMÉTRIQUE.

OBSERVATION

D'ECTROGÉNIE ASSYMÉTRIQUE.

PAR LE DOCTEUR BELHOMME,

Chevalier de la Légion-d'Honneur,
Professeur des maladies mentales à l'Athénée royal, Président honoraire
de la Société médicale d'émulation,
Directeur d'un établissement consacré aux aliénés, etc., etc.

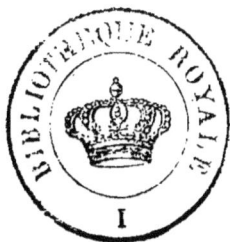

IMPRIMERIE

DE HENNUYER ET Cᵉ, RUE LEMERCIER, **24.**

Batignolles.

—

1847

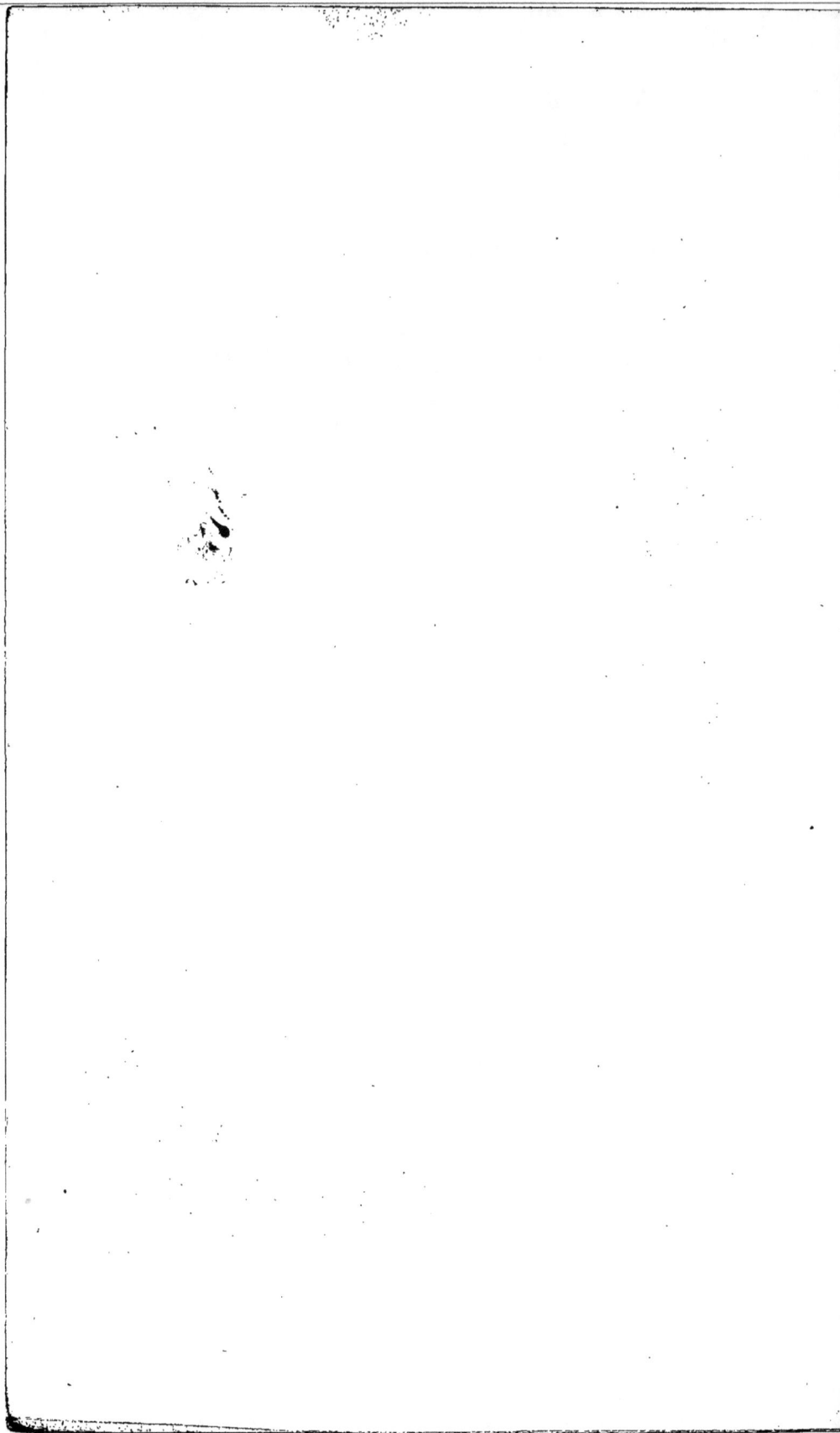

OBSERVATION

D'ECTROGÉNIE ASSYMÉTRIQUE[1].

Aujourd'hui que l'on connaît mieux les lois de l'embryo-génie, on sait que cette difformité dépend d'une perturba-tion dans le mode de formation des germes. L'ectrogénie des organes dépend, d'après les observations de MM. Geof-froy Saint-Hilaire et Serres, professeur au Muséum, mem-bre de l'Institut, etc., de l'adhérence des organes avec les dé-pendances placentaires. Comment se fait cette adhérence? Nous ne pouvons au juste l'expliquer; toujours est-il qu'on a pu la constater, et qu'elle est la cause de la difformité qui en est la suite.

La science possède déjà un certain nombre d'encéphalo-cèles, qui dépendent évidemment de l'adhérence placentaire dont je parle.

On voit au musée Dupuytren, à l'École de médecine, deux pièces parfaitement préparées; le cerveau est pour ainsi dire suspendu au placenta, et l'on peut se rendre compte pourquoi le cerveau étant maintenu au dehors de la cavité crânienne, les os n'ont pu se développer pour l'enve-lopper. J'examinerai, dans les réflexions qui vont suivre, les raisons anatomiques et physiologiques qui peuvent nous ai-der dans nos théories.

Le nouveau fait que je signale, et qui a été observé par M. Bonnassies et par moi, est un nouvel exemple de cette anomalie de conformation et de difformité monstrueuse.

[1] Ce travail a été adressé à l'Académie des sciences et renvoyé à une Commission composée de MM. Serres, Isid. Geoffroy Saint-Hilaire. Andral et Velpeau.

Un enfant du sexe féminin, d'une forte constitution, est né le 26 mai 1846, par les soins du docteur Bonnassies, d'une mère bien conformée, et d'une constitution nerveuse. Cette dame était à peine enceinte, qu'elle aperçut dans sa cour un mendiant à figure horrible, et très-difforme des membres ; elle en eut une grande frayeur : le soir elle voyait encore cet homme difforme, la nuit fut fort agitée ; pendant toute sa grossesse elle a été mal portante, et surtout frappée de l'idée qu'elle portait un monstre dans son sein ; elle devint fort dévote, elle s'agenouillait, allait aux offices, et sentait le besoin de soutenir son moral par la religion. Au moment de son accouchement elle était persuadée qu'elle donnerait naissance à un enfant difforme. En effet, l'enfant dont il s'agit présentait une difformité dont voici les détails : la tête représente une masse informe, le crâne n'existe pas, les os pariétaux, le coronal manquent en apparence, et à leur place s'élève une tumeur en forme de ballon, qui paraît renfermer le cerveau. C'est une membrane couleur lie-de-vin, d'un aspect fibreux, et qui a la densité de la dure-mère ; au côté gauche de cette masse, qui a 24 centimètres de circonférence, s'aperçoit une seconde tumeur qui renferme aussi de la matière cérébrale appartenant au lobe postérieur ; elle a une couleur blanche, nacrée. En arrière de ces tumeurs, qui sont mobiles et compressibles, et cependant non soulevées par les battements des artères, on aperçoit la nuque parfaitement formée, osseuse, et qui doit contenir le cervelet, la portion bulbeuse de la moelle allongée, la protubérance annulaire, etc.

En avant et au-dessous de la tumeur, on voit un rudiment de la face, la mâchoire supérieure est très-imparfaitement développée ; la voûte palatine est fendue, ainsi que le voile du palais. Le nez est fendu, aplati, dévié à droite, et plus développé de ce côté ; à gauche, il n'y a qu'un rudiment très-mince de cette portion du nez ; à la place de la voûte palatine, on trouve une portion membraneuse qui est adhérente d'une part aux os, et de l'autre à la portion fibreuse qui forme la tumeur contenant le cerveau. La bouche est complète excepté à la partie supérieure ; la langue existe dans son intégrité ; les lèvres sont complètes, excepté à la partie supérieure ; la mâchoire inférieure est développée normalement, et ses mouvements très-réguliers ; les orbites manquent en partie, mais les yeux paraissent exister, l'œil gauche est le seul visible.

Le reste du corps est parfaitement conformé ; la poitrine est assez large, et les membres ont une assez grande vigueur.

Les fonctions s'exécutent avec calme, la respiration est normale, la circulation est régulière, et le pouls est très-sensible ; la chaleur est égale dans toutes les parties du corps ; l'enfant a le sentiment de la faim, il fait des efforts de succion, lorsqu'on lui met le doigt dans la bouche.

Cet enfant a vécu huit jours ; la mort a été précédée de phénomènes fébriles et de convulsions ; la tumeur cérébrale exposée à l'air s'est enflammée de la circonférence au centre.

Le 30 mai, la tumeur était rouge et chaude, et commençait à répandre une odeur infecte ; la respiration s'embarrassa, la circulation devint plus fréquente, et des convulsions effroyables mirent fin aux souffrances de cet être difforme, deux jours après.

EXAMEN NÉCROSCOPIQUE.

L'embonpoint général du corps est conservé, pâleur générale ; la tumeur cérébale répand une odeur gangréneuse, elle est d'un blanc mat, et flétrie.

Vingt-quatre heures après la déclaration du décès, on procède au moulage du corps entier de ce fœtus(1) ; on fait une injection du cadavre, suivant la méthode Sucquet, pour empêcher sa décomposition ; on injecte ensuite les artères avec du vermillon. Après avoir obtenu l'autorisation du préfet de police pour l'abandon du corps, il est transporté dans les

(1) Voir la gravure à la fin du Mémoire.

pavillons de l'École de médecine, et je procède à la dissection, aidé par M. Pigné, conservateur à l'École pratique.

EXAMEN DE LA RÉGION ANTÉRIEURE DE LA TÊTE.

Les os du crâne manquent en apparence. Un détritus de
membrane étrangère à la tumeur est flottant, et appartient à
l'amnios qui était adhérent. Une dissection attentive laisse
apercevoir un rudiment de peau qui se continue avec celle
du cou ; cette pellicule est d'autant plus fine et transparente
qu'on s'approche du sommet et du centre de la tumeur
principale. A gauche et au-dessus de l'oreille, existe, comme
je l'ai déjà dit, une seconde tumeur, véritable encéphalocèle
du volume d'une noix, dont la peau est normale ; au-dessous
de cette peau, on trouve deux membranes d'égale épaisseur,
celle de l'intérieur est lisse et recouvre une masse cérébrale
qui appartient au lobe postérieur gauche ; cette portion cérébrale est sans bosselure et laisse apercevoir à la section
une cavité dont les parois ont deux lignes d'épaisseur ; l'intérieur de la cavité est tapissé par une multitude de petites
portions cérébrales soutenues par un pédicule, on dirait des
grains de millet, ou des pois suspendus à un filament vasculaire ; l'une de ces tumeurs a le volume d'une aveline, est dé-
tachée en tous sens et maintenue également par un pédicule.
La capacité de la cavité dont je parle contiendrait un œuf de
pigeon. Celle-ci communique avec le ventricule latéral gauche, que je vais décrire, par une ouverture d'un centimètre
de largeur.

La tumeur principale, qui représente la masse cérébrale,
ayant été légèrement fendue, laisse échapper un liquide
séro-purulent, un demi-verre à peu-près ; l'enveloppe de
cette tumeur présente : 1° la peau, précédemment décrite ;
2° un tissu cellulaire dense ; 3° une autre membrane qui
doit représenter la dure-mère, tapissée par l'arachnoïde ex-
terne. Ces membranes sont plus ou moins adhérentes à la
surface cérébrale, ce qui demande une dissection minutieuse.

La masse cérébrale est divisée en deux parties, ce sont les hémisphères ; elle est séparée par la faux de la dure-mère. L'hémisphère gauche est plus volumineux que le droit ; la cavité qui contenait le liquide désigné pourrait loger un œuf de poule ; les parois ont de deux à quatre lignes d'épaisseur, suivant le lieu où on les examine ; la face interne de celle-ci est lisse, mais présente une multitude de tumeurs qui sont assez volumineuses ; l'une d'elles a son siége près de la faux et a le volume de la moitié d'une noix ; la base de cette tumeur offre deux circonvolutions très-prononcées. Toutes ces tumeurs cérébales ont un pédicule vasculaire, excepté la dernière ; la cavité dont je parle communique avec celle de la tumeur encéphalocèle.

L'hémisphère droit est plus petit, sa cavité contenait également un liquide. Cet hémisphère est de moitié moins gros que le gauche ; les parois de la cavité ont la même épaisseur et la même disposition, seulement il y a deux tumeurs plus volumineuses que les précédentes.

RÉGION POSTÉRIEURE DE LA TÊTE.

La peau est normale, le tissu cellulaire graisseux ; le péricrâne est apparent ; au-dessous se distingue la partie postérieure de l'occipital, qui offre une direction verticale, et sur le même plan que les apophyses épineuses des vertèbres cervicales ; l'os est parfaitement formé. A gauche on voit la portion écailleuse du temporal notablement rapprochée et parallèle à la base du crâne ; cette dépression est considérable. En enlevant cette écaille du temporal, on trouve la dure-mère très-épaisse, et une grosse division de l'artère méningée moyenne ; au-dessous, la partie gauche du cervelet.

A droite, on aperçoit également l'écaille du temporal et la partie postérieure du pariétal. (Il est à noter que le pariétal ne se dirigeait pas à gauche comme à droite, et que les diverses parties osseuses sont plus verticales.) Au-dessous de ces os, la dure-mère est apparente, ainsi que les ramifications de l'artère méningée moyenne, qui sont plus petites ; en relevant ces os, on trouve que la partie postérieure du lobe postérieur y est logée ; cette partie cérébrale est un peu renflée, et séparée de la tumeur ectrogénique par une sorte d'étranglement qui est produit par la partie tranchante des os non développés ; ceci forme contraste avec la tumeur encéphalocèle du côté opposé, qui est une véritable hernie, entourée seulement de la peau et des membranes ci-dessus décrites.

En relevant cet hémisphère droit on trouve un rudiment de la tente du cervelet, et, au-dessous d'elle, le cervelet, plus gros du double que le lobe opposé. En sciant l'occipital près de sa base, on rencontre la dure-mère normale, contenant des vaisseaux volumineux qui ne sont autre chose que le grand sinus occipital. Le cervelet est recouvert de l'arachnoïde normale, et au-dessous la pie-mère est bien visible.

Le pourtour de l'occipital est normal ; le trou occipital est large ; on aperçoit l'artère méningée postérieure, qui est de moyenne grosseur des deux côtés ; la moelle allongée est volumineuse, les pédoncules cérébelleux *ad medullam* sont développés ; les artères de la base du cerveau sont développées, et paraissent comme exagérées relativement aux autres artères déjà observées.

La protubérance annulaire est volumineuse ; elle est séparée des hémisphères cérébraux par un lacis artériel assez considérable. Du côté droit, on aperçoit une grosse veine, qui n'est autre chose que le sinus caverneux.

En recherchant les vestiges des os qui forment la voûte du crâne en avant, on voit qu'ils manquent entièrement ; l'orbite du côté gauche est rudimentaire ; l'orbite du côté droit n'existe pas, parce qu'il n'y a pas de globe oculaire, tandis qu'il y en a un très-distinct à gauche. Nous y reviendrons en parlant du nerf optique. En examinant attentivement la base du cerveau, on voit le nerf olfactif très-large ; il se termine à la dure-mère. A droite, l'artère méningée moyenne est volumineuse; le nerf de la cinquième paire est normal; la branche ophthalmique apparente, le ganglion de Gaser volumineux; le nerf facial et l'acoustique sont aussi développés qu'à l'ordinaire; à gauche, le facial, l'acoustique, sont à l'état normal; le nerf de la cinquième paire est plus volumineux que celui du côté opposé; le nerf optique est arrondi et bien conformé, ce qui coïncide avec le développement du globe oculaire du même côté; celui-ci présente ceci de particulier, qu'il est adhérent à la peau par la cornée transparente, ce qui relient forcément l'œil à la partie antérieure (l'artère ophthalmique n'est point injectée, quoique l'injection générale ait réussi); les artères méningées moyennes sont aussi volumineuses qu'à droite.

La moelle allongée est volumineuse; on voit sur les parties latérales du bulbe rachidien les origines des pneumo-gastriques; l'artère vertébrale est volumineuse.

Dans l'examen de la face, on est frappé de l'absence de la partie antérieure des os maxillaires supérieurs; ce qui donne l'apparence d'un bec-de-lièvre, dont la partie la plus large serait en avant.

La dissection de la carotide primitive et de ses divisions, celle de la maxillaire interne, qui donne naissance aux diverses branches artérielles antérieures, prouvent le développement normal des vaisseaux.

RÉFLEXIONS.

Ce fait est complet, puisqu'on peut suivre la marche de la nature dans son développement anormal, vérifier ensuite les désordres organiques, et se rendre compte jusqu'à un certain point de la cause de la difformité. Peut-on d'abord admettre que la frayeur éprouvée par la mère ait pu porter un trouble dans les rouages organiques, et faire surgir la difformité dont il s'agit? Cette opinion a des partisans et des contradicteurs. Dans cette observation, l'action de la peur a lieu au moment même de la première formation d'un germe ; une inflammation ou tout autre état morbide a pu faire adhérer les membranes cérébrales qui se forment avant les os avec l'amnios, les maintenir au dehors ; de là est survenue l'ectrogénie. L'examen cadavérique prouve qu'il y a absence des os, ou plutôt une sorte de repli de ces os au-dessous de la masse cérébrale, qui a été soutenue en dehors de la cavité crânienne.

La nature, au milieu de ses erreurs, semble encore prévoyante, puisque les parties centrales de l'encéphale, celles qui tiennent sous leur dépendance la vie, sont protégées par un plan osseux, résultat d'une sorte de retrait des os qui forment une coque pour les renfermer. Pendant la vie de l'enfant, les fonctions de sensibilité et de motilité s'exécutaient parfaitement ; la circulation, la respiration, la calorification étaient dans les meilleures conditions. L'enfant a donc pu vivre un certain temps, puisque les conditions organiques se trouvaient conservées pour l'exercice des fonctions importantes à la vie; le développement complet du cervelet, de la protubérance annulaire et du bulbe rachidien nous en donne la raison ; mais l'existence de l'enfant a bientôt été menacée, parce que la tumeur cérébrale en contact avec l'air et les vêtements a dû recevoir une influence maladive. L'enfant a succombé huit jours après la naissance. L'autopsie nous révèle beaucoup de faits curieux : l'adhérence de l'amnios est démontrée sur toutes les parties difformes ; les os manquent ou ne se trouvent qu'imparfaitement développés: on trouve les traces de la peau, du tissu cellulaire, des enveloppes du cerveau, du cerveau lui-même ; mais toutes ces parties sont dans un état d'imperfection organique à mesure que l'on s'approche des lieux d'adhérence placentaire. En effet, il semblerait que cet éloignement fortuit du centre circulatoire ait produit une sorte d'atrophie des parties les plus éloignées ; l'examen de la peau à peine formée, et représentée par une pellicule mince, les diverses membranes extérieures plus ou moins adhérentes les unes aux autres, le cerveau qui manque de circonvolutions extérieures, tout n'indique-t-il pas un arrêt de développement, qui est surtout évident aux parties extérieures et centrales ? Au contraire, les organes profondément situés ont un développement normal: le cervelet, la protubérance annulaire et le bulbe rachidien sont très-distincts, ainsi que l'origine des nerfs ; les artères profondes sont développées, et à peine distinctes au sommet de l'encéphalocèle.

L'injection artérielle faite après la mort a prouvé ce qui est d'ailleurs reconnu généralement, c'est que là où il y a atrophie d'organisation, il y a atrophie des vaisseaux ; cela est une loi d'organogénésie immuable. L'artère vertébrale, les artères méningées postérieures et moyennes, sont plus volumineuses que les artères méningées antérieures.

L'examen attentif de la base du cerveau, et même de l'intérieur de ses cavités, donne aussi la preuve de cette multiplicité de vaisseaux, comparés à ceux du sommet de la tumeur cérébrale, ce qui est en rapport avec la pauvreté d'organisation des membranes qui entourent le cerveau.

On a remarqué, et l'on en tirera toutes les inductions que l'on voudra, qu'à l'intérieur des cavités cérébrales dilatées par un liquide séro-purulent, il y a une multitude de petites portions médullaires parfaitement isolées, et retenues seulement par un pédicule ; quelques-unes de ces portions organiques étaient plus volumineuses et formaient même des circonvolutions distinctes.

Cette disposition rudimentaire aurait-elle une portée anatomique; chaque partie cérébrale, séparée d'abord, se réunirait-elle intimement plus tard ?

Résumons-nous dans les propositions suivantes :

1° Il peut arriver que les commotions morales aient une influence dans le sein de la mère sur la formation du fœtus.

2° L'ectrogénie dépend d'une adhérence d'une partie quelconque des organes formés dans les premiers temps de la conception, avec les dépendances placentaires.

3° Ces organes ainsi suspendus n'acquièrent pas la forme et le volume ordinaires, ce qui cause la difformité.

4° Il y.a une coïncidence marquée entre le défaut de développement organique et le développement ou l'atrophie des vaisseaux qui se rendent à ces tumeurs ectrogéniques.

5° Le fait dont il est ici question ne peut que corroborer l'opinion des savants, au point de vue anatomique, physiologique et organogénique.

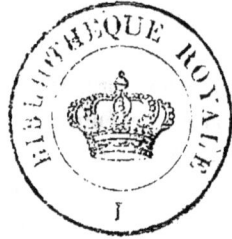

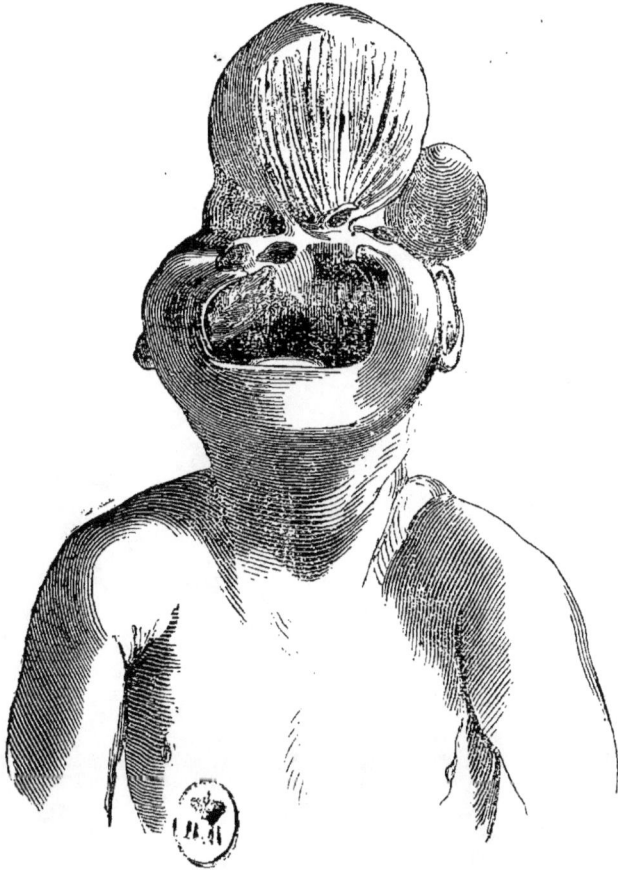